MES PRECIEUX CONSEILS

POUR PERDRE DU POIDS

MES PRECIEUX CONSEILS

POUR PERDRE DU POIDS

Stéphanie HAUSKNECHT

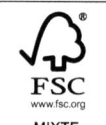

©2020, Stéphanie Hausknecht
Edition : BoD – Books on Demand
12/14 rond-point des Champs Elysées, 75008 Paris
Imprimé par Books on Demand GmbH, Norderstedt, Allemagne
ISBN : 9782322273638
Dépôt légal : décembre 2020

PREFACE

« Il n'y a pas pire ennemi que soi-même ».

Hypnothérapeute, Sophrologue, Coach en PNL, j'accompagne les personnes dans leur volonté de perdre du poids à tel point que c'est devenu une spécialité. Pour réaliser cette mission brillamment et pour compléter mon parcours, j'ai suivi des formations en nutrition, en naturopathie, et en gestion du stress.

J'utilise l'hypnose pour corriger et reprogrammer les comportements alimentaires comme les pulsions, la boulimie, l'hyperphagie, le grignotage, la réduction des quantités, la suppression des aliments problématiques…, se libérer des kilos émotionnels ou hormonaux, mais aussi pour réduire le niveau de stress quand il est à l'origine de la prise de poids voir d'améliorer la qualité du sommeil.

Ce recueil reprend les précieux conseils que je livre aux clients que j'accompagne dans leur démarche afin qu'ils atteignent leur objectif et surtout pour favoriser la stabilisation sur du long terme.

Alors, prêt à commencer votre réussite ?

SOMMAIRE

L'OBJECTIF

Principe de l'objectif raisonnable : Votre objectif doit être réaliste autant sur le poids à atteindre que sur le temps que vous vous donnez pour y parvenir.

Plus votre objectif sera raisonnable et plus il sera facile à atteindre et surtout à maintenir.

Pour que cela vous paraisse plus facile, vous pouvez décomposer votre objectif en sous palier. Si vous voulez perdre 10 kg, vous pouvez établir 2 sous-paliers de 5 kg ou 3 de 3,3 kg. Ainsi votre chemin sera parsemé de petits succès intermédiaires, et l'objectif final paraîtra plus facile à atteindre.

Une durée raisonnable est de 2 kg par mois. Si cela vous paraît peu, vous pouvez visualiser et ressentir ce que cela représente. Par exemple, vous pouvez marcher ne serait-ce que 30 secondes avec 2 bouteilles d'eau à bout de bras...

Et au bout de 3 mois, vous pouvez également faire 3 fois le tour de votre séjour en courant avec un pack d'eau dans les bras. Rien de tel pour se rendre compte à quel point c'est déjà beaucoup, et l'allègement que cela représente dans le corps.

Imaginez le soulagement des articulations, du dos, des genoux et chevilles... Ils vont vous remercier !

Pour que la perte soit durable elle ne doit pas être trop rapide. Une perte de poids trop rapide entraîne un problème de relâchement de peau... Il est impératif de laisser le temps au corps de s'adapter en termes d'élasticité de la peau. Maigrir oui ! Mais pas avec la peau qui pendouille sinon vous n'aurez pas plus envie qu'avant de vous retrouver sur la plage en maillot de bain...

Une perte de poids trop rapide entraîne également une fatigue importante voir un épuisement. Difficulté à se lever le matin, à tenir éveillé le soir, à avoir la force de faire toutes les tâches quotidiennes…

Une perte de poids trop rapide peut également créer des carences dans l'organisme et provoquer une perte importante de cheveux, une perte de masse musculaire, un dédoublement des ongles…

Alors maigrir, oui, mais avec une belle peau, des beaux cheveux et le tout en pleine forme !

Sachez également qu'il est plus facile d'obtenir un poids que vous avez déjà fait au cours de votre vie, car il est enregistré dans les mémoires du corps, plutôt qu'un poids que vous n'avez jamais fait.

Il faut également tenir compte de votre âge et de votre métabolisme qui change et évolue au fil du temps pour différentes raisons :

L'âge : A 60 ans, il n'est pas raisonnable de vouloir retrouver le poids de ses 15 ans. Plus on prend de l'âge, plus la perte de poids est lente, le corps a de moins en moins besoin de calories pour fonctionner en vieillissant plutôt qu'en pleine croissance. Les efforts doivent donc être plus importants pour une perte de poids plus minime.

Ce qui explique également pourquoi avec le temps, si on ne change rien à notre alimentation, on prend du poids... Car en réalité, on devrait réduire légèrement notre apport calorique au fil du temps pour maintenir l'équilibre.

Les modifications hormonales dans l'organisme ont un impact sur le poids : Si vous êtes en pleine ménopause, la perte de poids sera plus lente que pour un jeune de 20 ans. Si vous avez des problèmes de thyroïde cela complique également les choses même si ce n'est pas impossible, il faut accepter que le rythme soit plus lent.

Les médicaments que vous prenez ou que vous avez pris au cours de votre vie peuvent ralentir le processus comme les anti-dépresseur, la cortisone, le Levothyrox….

Certains problèmes médicaux peuvent aussi faire prendre du poids, comme l'insuffisance cardiaque, certaines formes de la maladie de Crohn….

Le surplus de poids n'est pas toujours de la graisse, quelqu'un qui fait de la rétention d'eau pèsera plus lourd. Pensez à prendre ce critère en compte lors des fortes chaleurs par exemple.

Si vous avez eu un repas un peu plus festif, ne vous pesez pas le lendemain, ni même 2 jours après.

La surconsommation de nourriture exceptionnelle ne va pas se transformer instantanément en graisse… Le processus de digestion lors de surcharge de l'organisme peut être particulièrement long et durer jusqu'à 3 jours.

Dans tous les cas, n'oubliez pas qu'il n'y a pas de méthode magique et instantanée pour perdre du poids. Vous n'avez pas pris ces kg en une seule nuit, il en sera de même pour les perdre.

Enfin, ne vous déresponsabilisez pas sur une tierce personne (diététicienne, coach sportif, nutritionniste, hypnothérapeute…). Ce sont des professionnels de l'accompagnement mais ils ne feront jamais les choses à votre place, et c'est à vous et bien à vous de vouloir fermement le résultat pour enclencher le processus et avancer vers le chemin de la réussite !

LA FUTURISATION

Pour atteindre plus facilement votre objectif, il faut envoyer le bon message au cerveau pour qu'il vous emmène dans la bonne direction.

Quel que soit votre objectif, il faut toujours focaliser sur ce que vous voulez, jamais sur ce que vous ne voulez pas… au risque de l'avoir !

Si vous conduisez, vous ne passez pas votre temps à regarder le fossé et à vous répéter « je ne veux pas aller dans le fossé », « j'ai peur d'aller dans le fossé ». Sinon vous risquez vraiment d'y aller…. Vous regardez devant vous, dans la direction dans laquelle vous voulez aller.

Eh bien le cerveau a le même principe de fonctionnement. Il faut toujours focaliser sur votre objectif et jamais sur ce qui vous fait peur.

Par exemple, si vous devez parler en public devant 200 personnes et qu'avant de monter sur l'estrade vous vous répétez : « Oh la la ! Je ne vais pas y arriver ! Je vais bafouiller ! Je vais rougir ! Je vais perdre mes moyens ! Je vais trébucher en arrivant... ». Alors il y a de fortes chances que cela se passe mal, et que tout ce que vous souhaitiez éviter arrive...

En revanche, si vous vous répétez (même sans y croire) : « tout va bien se passer, je vais parler de façon fluide, tout ce que j'ai mémorisé va me revenir instantanément, je vais paraître à l'aise... ». Alors à la fin, quand tout se sera bien passé, il y a de forte chance que vous vous disiez : « Je m'épate moi-même ! Je ne pensais pas être capable de faire ça ! ». Et cela vous paraîtra presque magique. Quelle satisfaction !

Il nous suffit maintenant d'appliquer ce principe pour pouvoir maigrir.

Fermez les yeux et imaginez que vous vous trouvez maintenant dans votre avenir proche. Votre objectif est atteint, vous avez réussi, vous avez perdu le nombre de kg que vous souhaitez.

Visualisez-vous, voyez tout ce qu'il y à voir, ressentez tout ce qu'il y a à ressentir, écoutez tout ce qu'il y a à entendre. Peut-être même que vous pouvez sentir des odeurs ou des parfums ?

Où êtes-vous ? Que faites-vous ? Avec qui êtes-vous ? Comment vous sentez-vous ?

Si vous n'arrivez pas à vous projeter objectif atteint, vous pouvez utiliser un souvenir du passé si c'est un poids que vous avez déjà fait. Et si vous n'y arrivez pas non plus, choisissez une photo d'une personne ou simplement d'une silhouette à qui vous aimeriez ressembler.

Une fois que vous avez réussi à visualiser votre objectif, refaites cet exercice régulièrement. Il n'est pas utile d'y passer 10 minutes (sauf si vous y prenez du plaisir). Simplement 2 à 3 secondes à plusieurs reprises dans la journée suffisent. Vous pouvez utiliser les temps morts : Attente à un feu rouge, à une caisse de magasin, aux toilettes….

De cette façon, votre cerveau va vous conduire sur la bonne route.

Vous pouvez également accrocher une photo de vous, quand vous faisiez le poids de votre objectif, dans un endroit où vous passez régulièrement. Ainsi, chaque fois que vous la regarderez, vous enverrez le bon message à votre inconscient et sans même vous en rendre compte.

L'INCONSCIENT

L'inconscient ne perçoit pas la négation, c'est le conscient qui fait la traduction.

Tout ce que vous pouvez vous dire qui peut ressembler à « je ne veux pas prendre de poids », « je ne veux pas grossir », « il ne faut pas que je mange ce chocolat sinon je vais grossir » …, l'inconscient va entendre : « je veux prendre du poids », « je veux grossir », « il faut que je mange du chocolat pour grossir » ! Et il peut vous donner de plus en plus envie de le manger ce chocolat, jusqu'à temps que vous le fassiez, simplement parce qu'il croit que c'est ce que vous voulez.

L'inconscient passe son temps à vous rendre service, et si jamais, par erreur, il croit que l'objectif c'est de prendre du poids et bien il vous en fera prendre. Il peut procéder de plusieurs façons différentes : il peut augmenter les quantités, supprimer la sensation de satiété, déclencher des pulsions, du grignotage, stocker la graisse dans l'organisme car c'est lui qui gère tous les automatismes du corps, comme le maintien de la température du corps à 37°, la respiration, la circulation sanguine, et de jour comme de nuit.

Pour orienter l'inconscient dans la bonne direction, il est important de se visualiser régulièrement objectif atteint, comme vu précédemment, et se répéter des phrases positives, dans lesquelles vous n'employez pas la négation, comme : « je vais maigrir » « je vais mincir », « je vais réussir ».

De cette façon, l'inconscient entendra le bon message, il aura bien compris l'objectif et il vous enverra dans la bonne direction : Il peut vous écœurer de choses trop caloriques, vous déclencher des envies de fruits et/ou légumes inattendues, vous diriger vers une autre activité quand vous avez envie de manger, vous faire oublier d'acheter certains aliments aux courses, libérer la graisse dans l'organisme…

Dans cette situation vous allez être en harmonie avec vous-même. Vous et votre inconscient, vous aurez le même objectif. La perte de poids va s'enclencher et vous allez basculer dans cette spirale positive ou tout s'enchaîne positivement.

Vous perdez du poids, cela vous redonne le moral, puis cela vous donne envie de faire plus attention, et cela vous redonne confiance en vous, et peut-être même que cela vous déclenche une envie de faire du sport ou de marcher un peu plus…

Quand vous focalisez en négatif sur votre poids, quand vous pensez trop souvent avec les termes « poids, grossir… », que vous vous pesez trop souvent, vous envoyez sans cesse les signaux « poids et kilos » à votre inconscient et il vous envoie dans la mauvaise direction… Dans ce cas vous êtes en conflit avec vous-même.

Cela arrive également souvent à la ménopause, la simple idée de prendre du poids à cette période, engendre une prise de poids alors qu'en réalité la ménopause n'est responsable que de 2,5 kg.

Utilisez l'autosuggestion positive et répétez-vous ce que vous voulez en terme positif. Je conseille toujours les termes « mincir, maigrir et réussir » mais vous pouvez choisir vos propres mots comme « je vais fondre » ou « je vais être canon », retours de mes clientes et affirmations qui fonctionnent. Vous pouvez aussi ajouter tout ce que vous voulez dans la vie !

LE SOMMEIL

Pour favoriser la perte de poids, il est important de soigner la qualité et la quantité de son sommeil. En effet, le manque de sommeil peut entraîner des dysfonctionnements dans l'organisme.

1 français sur 3 dort moins de 7 heures par nuit. Les personnes ne dormant pas assez, 5 à 6 heures par nuit, risquent d'être en surpoids. L'idéal pour ne pas grossir est de dormir entre 7 et 8 heures par nuit.

Il faut de l'énergie à votre corps pour tenir toute la journée. Et s'il n'a pas pu récupérer cette énergie la nuit par une source interne, en se reposant, il va la récupérer en journée par une source externe : l'alimentation.

Le manque de sommeil provoque donc une surconsommation de nourriture : Envies de sucre dans la journée, augmentation de l'appétit, pulsions… Et plus on est fatigué, plus le corps va réclamer des aliments caloriques.

L'organisme va secréter des hormones comme la ghréline (hormone qui stimule la sensation de faim) et la leptine (hormone de satiété). Ce phénomène explique la relation entre surpoids et nuits trop courtes ou sommeil non réparateur.

Quelques conseils pour améliorer la qualité de votre sommeil :

- ✓ Faites du sport mais pas dans les 2 à 3 heures précédant le coucher.

- ✓ Evitez les excitants le soir (café, thé, cola… dans les 4 heures précédant le coucher).

- ✓ Evitez les écrans le soir.

- ✓ Dînez légèrement et évitez l'alcool.

- ✓ Soyez régulier dans vos horaires de coucher autant que possible.

- ✓ Faites des exercices de relaxation comme le yoga, la sophrologie, la méditation….

- ✓ Prenez un bain ou une douche chaude.

- ✓ Prenez une tisane aux plantes (tilleul, valériane…).

- ✓ Ne surchauffez pas votre chambre.

- ✓ Votre chambre doit être agréable et apaisante, la literie confortable. Vous devez l'aérez chaque jour.

- ✓ Levez-vous à des horaires réguliers, y compris les jours de repos.

LE STRESS

Le stress est une réaction physiologique de l'organisme destinée à faire face à une situation jugée comme épuisante, dangereuse ou angoissante.

La réaction physiologique de stress provoque alors une mobilisation rapide d'énergie dans l'organisme, une décharge d'adrénaline, un afflux de sang dans les muscles, des effets fort utiles à court terme pour combattre ou fuir un danger, mais qui ne sont plus réellement adaptés…

En état de stress le corps se met en hypervigilance et survient de nombreux symptômes physiques : Le rythme cardiaque augmente, ainsi que la tension artérielle, l'acuité visuelle s'améliore, les muscles se mettent en tension…

Pour répondre à tous ces symptômes physiques de stress,

l'organisme va puiser dans les réserves de graisse pour les envoyer vers les muscles pour être transformées en énergie.

1ère étape du stress : La perte de poids.

Puis, une fois l'alerte retombée, après quelques heures, le corps sécrète du cortisol, considéré comme l'hormone du stress. Il contribue ainsi à reconstituer les réserves hépatiques de sucre qui ont été utilisées initialement dans la première réaction au stress sous l'effet de l'adrénaline.

Une fois que le stress retombe, le corps déclenche une faim ou une envie de manger pour aller reconstituer le stock dans lequel il a été puiser. Et généralement, durant cette phase, on mange plus que ce que le corps a été puiser à l'origine.

2ème étape du stress : La prise de poids.

Et pour ceux qui ne répondent pas à cette sensation de faim, il y a une perte de poids. Ce qui explique pourquoi certaines personnes prennent du poids sous l'effet du stress quand d'autres en perdent.

Le stress est donc un facteur important dans la gestion du poids notamment quand il devient chronique.

Pour réduire le niveau de stress, il est important de s'obliger à prendre du temps pour soi pour faire des activités plaisantes et agréables comme le sport, la musique, la peinture, la lecture, passer un moment en famille, une sortie…

Pour se défaire du stress chronique, des méthodes comme l'hypnose, la sophrologie et la méditation sont des plus efficaces.

LE SPORT

Lorsque vous pratiquez un sport, vous n'allez pas perdre de poids de la même façon que vous vous amincissez. La perte de poids varie en fonction du poids du muscle et non pas uniquement en fonction de la graisse éliminée. Elle va également dépendre du sport pratiqué.

L'information importante à retenir est que :

✓ 1 litre de muscle pèse 1kg700.

✓ 1 litre de graisse pèse 900 grammes.

Le sport va transformer votre corps, vous allez vous affiner, vous musclez, mais vous ne le verrez peut-être pas sur la balance et peut-être même que votre poids va augmenter.

C'est important d'en avoir conscience pour ne pas se démoraliser et garder le cap !

De plus, le corps réclamera davantage de liquide pour une bonne hydratation nécessaire aux muscles et aux articulations et vous pèserez plus lourd.

Faire du sport peut vous faire également penser à tort que vous devez ou que vous pouvez manger davantage car vous allez éliminer. Si vous cherchez à maintenir votre poids, oui c'est possible, sinon il ne faudra pas augmenter votre apport calorique, voir même le diminuer.

Les sports à privilégier pour perdre du poids sont les sports favorisant l'endurance : course à pied, vélo, natation, corde à sauter...

CONSEILS ALIMENTAIRES

➢ Les fruits

Ne mangez pas de fruits tout de suite après le repas. Cela va augmenter l'acidité dans l'organisme et faire fermenter tout ce que vous avez pu manger juste avant. La digestion sera difficile, vous aurez des maux de ventre et peut être même une prise de poids.

Les fruits se mangent seuls, en dehors des repas, jusqu'à 1 heure avant un repas ou à partir de 2 heures après.

➢ La sieste digestive

Ne faites pas de sieste immédiatement après le repas.

Quand on s'allonge, on bouleverse le processus de digestion, les aliments ont plus de difficultés à descendre dans les intestins, ils restent plus longtemps dans l'estomac ce qui ralentit la digestion. Cela peut augmenter la production de suc gastriques et les remontées acides. Mangez au moins 2 heures avant de vous coucher.

> ## ➢ A éviter

Les produits laitiers :

Les produits laitiers apportent 3 fois trop de calcium à l'organisme. Il n'est absorbé qu'à 35% par notre métabolisme, le reste va calcifier le squelette et les articulations, irriter le côlon et provoquer arthrose, maladies auto-immunes, et parfois même cancers.

Les produits laitiers liquides ou semi-liquides contiennent trop de sucres sous forme de lactose et font faire du gras à l'organisme.

Ou trouver du calcium ?

✓ Dans les produits de la mer comme les sardines, les anchois, les crevettes, et les moules.

✓ Dans les fruits et principalement les oranges, les figues et les abricots secs.

✓ Dans les fruits secs à coque comme les amandes, les noix, les pistaches et noisettes.

✓ Dans les légumes et surtout le cerfeuil, le chou cru, le cresson, les blettes, les épinards et les algues.

✓ Dans les légumes secs et notamment les haricots blancs ou rouges, les pois chiches, et les lentilles.

✓ Le calcium se trouve aussi dans l'eau minérale.

✓ Et dans les produits de type lait de soja, ou coco, tofu, graines de chia…

Le pain :

Le pain possède un indice glycémique élevé, surtout le pain blanc à base de farine et de céréales raffinée.

En moyenne, il contient 55% de glucides. C'est pourquoi, le pain blanc élaboré avec une farine raffinée (pauvre en fibres) se comporte comme un sucre rapide dans l'organisme. Ce qui va provoquer une sensation de faim rapidement après le repas et entraîner souvent du grignotage…

Les sodas :

La consommation de sodas est extrêmement calorique, 1 cannette équivaut à 7 morceaux de sucre, mais les sodas 0 sont également à proscrire.

Le niveau de ghréline est beaucoup plus élevé après avoir bu des boissons gazeuses (soda, soda 0, eau gazeuse…) par rapport aux boissons non gazeuses (soda dégazé, eau plate).

En effet, l'accumulation de gaz pressurisé dans l'estomac induirait un signal à l'organisme qui provoquerait une libération de l'hormone de l'appétit par les cellules de l'estomac.

L'alcool :

La consommation d'alcool influe sur l'appétit. Lorsque l'on boit, le corps perd certains repères comme la satiété. Nous mangeons plus, voire beaucoup plus, lorsque nous buvons car l'alcool ouvre l'appétit. Par exemple, lors d'un apéritif et malgré les calories de la boisson, nous pouvons ingurgiter de grandes quantités de gâteaux salés et chips en tout genre.

De même, lors d'un repas, le fait de boire une boisson alcoolisée permet à l'organisme de manger beaucoup plus que nous ne le ferions si nous ne buvions que de l'eau.

L'hypothalamus, cette glande du cerveau qui régule les hormones et agit sur la régulation de l'appétit, est chamboulée par la présence d'alcool. Il devient très difficile d'arrêter de manger lorsque l'on a commencé à boire.

Côté calories, un verre de vin rouge équivaut à un apport de 100 kcal. Un verre de champagne, une dose de rhum de 2,5 cl, un verre de 15 cl de Vodka/coca apportent environ 120 kcal. Une bouteille de 25 cl de bière blonde apporte 140 kcal. Le record est détenu par le whisky, un verre compte 380 kcal !!!

➢ **Outil complémentaire**

Les compteurs de calories sur smartphone.

Vous n'avez pas la sensation d'avoir une alimentation trop riche ou trop importante, et vous ne comprenez pas ce qui peut vous empêcher de perdre du poids….

Dans ce cas, je vous encourage à installer sur votre smartphone une application pour compter les calories. Alors oui, vous allez devoir peser ce que vous mangez, scanner les codes-barres des aliments, y inscrire également tout ce que vous buvez mais le faire sur 2 ou 3 journées types va vous permettre de prendre conscience des calories consommées.

L'apport nécessaire est propre à chacun, il faut tenir compte de sa corpulence, du nombre de kilos à perdre, de l'activité physique… mais bien souvent pour perdre du poids il faut 1200 calories / jour pour une femme et 1800 calories / jour pour un homme.

➢ **Manger pour ne pas jeter**

Beaucoup de personnes mangent au-delà de leur faim pour « ne pas jeter » … que ce soit leur assiette, celle du conjoint, des enfants ou de ce qu'il reste dans le plat.

Souvent lié à l'éducation pendant l'enfance, nombreux sont ceux qui devaient terminer leur assiette pour pouvoir sortir de table même si la quantité attribuée ne correspondait pas au besoin physiologique de l'enfant.

Vous n'êtes pas obligé de jeter ce que vous ne mangez pas… Le réfrigérateur et le congélateur son là pour vous aider à stocker le surplus de nourriture.

Maintenant, prenez conscience qu'avec cette attitude, c'est vous qui devenez cette poubelle…

Fermez les yeux, visualisez que l'on appui sur votre pied, que votre bouche s'ouvre et que l'on jette tout ce qu'il reste du repas dans votre bouche, votre estomac, votre corps…

Vous n'êtes pas une poubelle ! Alors quitte à jeter, utilisez le bon contenant… vous valez mieux que cela !

➢ **L'eau**

Buvez de l'eau pendant toute la journée. La consommation d'eau peut vous aider à atteindre un sentiment de satiété sans consommer de boissons qui contiennent beaucoup de calories comme le lait, le thé avec du lait et des encas qui vous feraient prendre encore plus de poids.

Vous allez aussi moins manger lorsque vous prendrez un encas, car vous aurez déjà la sensation d'avoir bien mangé. Ainsi, vous arriverez à perdre du poids plus rapidement en réduisant la quantité de calories que vous consommez tous les jours.

Il faut également savoir que l'eau provoque une accélération de votre métabolisme. Elle offre à votre corps davantage d'énergie pour fonctionner, et donc pour brûler des calories.

➢ **Le sodium :**

Le sodium :

Les aliments, préparés de façon industrielle, comportent beaucoup de sodium (aliments sous vide).

Si votre alimentation est souvent composée de ce type de nourriture, votre apport en sodium sera automatiquement plus élevé que les besoins de votre corps… Vous gagnerez ensuite plus de poids à travers la rétention d'eau qui peut représenter très rapidement 2 ou 3 kilos.

➢ **Monodiète de fruits**

Voilà une astuce qui permet de débloquer un palier dans la perte de poids, car le poids ne se perd pas de façon linéaire mais en escalier, et il arrive de stagner un moment sur une marche... Le risque c'est de se démotiver et de ne plus faire d'efforts et de faire remonter l'aiguille de la balance.

Cette technique permet également de rattraper un week-end chargé, de profiter d'un repas de cérémonie sans culpabiliser en ayant un outil pour rattraper le coup.

Vous pouvez faire 1 à 3 fois par semaine un repas composé uniquement de fruits ou de tomates (les tomates étant associées aux fruits), à volonté et rien d'autre. Si vous le faites le midi, vous pouvez remanger des fruits, autant que vous voulez, jusqu'à 1 heure maximum avant le repas du soir.

En plus de faire perdre rapidement du poids, cela permet également de mettre le système digestif au repos et de détoxifier votre organisme.

Ne faites pas plus de 3 repas par semaine de cette façon sinon vous allez créer des carences dans l'organisme.

COMPLEMENTS ALIMENTAIRES

Guarana :

C'est une plante originelle de la forêt amazonienne. Longtemps utilisé pour des vertus tonifiantes, le guarana fait aujourd'hui parti des compléments alimentaires les plus utilisés pour perdre du poids.

On le retrouve donc le plus souvent dans le commerce sous forme de gélules, associé parfois avec du thé vert, du maté, de la noix de cola ou d'autres ingrédients.

Le guarana contient de la théophylline et de la théobromine. Ces deux molécules ont la capacité d'augmenter le métabolisme de base et donc de permettre aux personnes qui en consomment de dépenser naturellement davantage de calories, mais aussi de freiner considérablement l'appétit et de favoriser la sensation de satiété.

Un appétit amoindri permet alors de limiter la consommation d'aliments tout au long de la journée et aide également à limiter les fringales.

Les graines de Chia :

Les graines de chia présentent la capacité particulière d'absorber une quantité de liquide correspondant à neuf fois leur propre poids. Grâce à ses propriétés gonflantes, elles se dilatent dans l'estomac pour former une masse gélatineuse. Cette masse de chia formée dans l'estomac engendre un effet de satiété. Afin d'obtenir l'effet escompté, il est important de consommer cette graine miracle avec suffisamment de liquide, soit tout simplement en buvant suffisamment soit en laissant tremper les graines de chia au préalable dans du liquide. En règle générale, il convient d'utiliser environ 135 ml d'eau pour 15 grammes de graines de chia.

L'effet de satiété durable et la décomposition lente des glucides permettent de stabiliser le métabolisme et d'éviter une sécrétion excessive d'insuline. Le « gel de chia » ralentit la décomposition des glucides, des protéines et des graisses. Le corps est durablement approvisionné en énergie, ce qui contribue par ailleurs à un effet de satiété durable. Ces effets permettent de réduire la quantité de calories quotidienne et de supporter les moments entre les repas sans recourir au grignotage.

Le thé vert :

Le thé vert est en effet considéré comme étant un aliment brûle-graisse. Cet antioxydant aide à répartir les graisses absorbées par l'organisme, notamment au niveau du ventre. Si vous consommez régulièrement cette boisson, vous constaterez rapidement que votre tour de taille réduira.

La théine agit également comme un brûleur de graisses dans l'organisme. Ce composé de la famille de la caféine favorise en effet la lipolyse, à savoir la combustion des graisses.

Certaines études démontrent que la consommation de thé vert augmente jusqu'à 180 calories la dépense énergétique quotidienne.

La composition chimique et amère du thé vert réduit également fortement l'envie de sucré.

Le ginseng :

Cette plante aux vertus multiples présente la capacité d'inhiber les cellules responsables du stockage d'énergie. Ce sont les excès de calories, stockées sous forme d'énergie dans l'organisme, qui

finissent par se transformer en
graisse.

Il s'avère que l'utilisation du
ginseng aide à prévenir la
formation de graisse en retardant
l'absorption intestinale des lipides.

Le ginseng permet de bloquer le
processus de stockage de graisse
effectué par les cellules. Les
problèmes de cellulites et de
peaux d'orange ne devraient plus
se poser avec la prise de cette
médication naturelle.

Le ginseng est très efficace contre
le stress et la fatigue, des facteurs
majeurs de la prise de poids car ils
déclenchent du grignotage.
Diminuer votre état de fatigue et
de stress va également diminuer
le grignotage associé.

Le ginseng, commercialisé sur le
marché, se présente sous
différentes formes : Racines
fraîches ou séchées et pulvérisées
en poudre fournies dans des

sachets à infuser ainsi que les capsules. Vous pourrez les trouver dans les grandes surfaces, les pharmacies ou encore les marchands spécialisés dans la vente de produits asiatiques.

LES HORAIRES

L'heure à laquelle nous mangeons influe sur notre capacité et notre facilité à perdre du poids.

Le petit déjeuner :

Pour une perte de poids optimale, le petit-déjeuner doit être pris à 7 heures (ou juste après).
Ce petit déjeuner sera équilibré et suffisamment énergétique pour tenir jusqu'au déjeuner.

Le déjeuner :

Après ce petit déjeuner de 7 heures, pour optimiser les chances de maigrir, le déjeuner est idéal s'il est consommé entre 12h30 et 13h, là encore à condition qu'il soit équilibré et consistant pour tenir tout l'après-midi.

Si vous avez l'habitude de déjeuner plus tard, au travail par exemple, essayez au mieux de décaler légèrement votre emploi du temps pour ne pas manger après 13 heures. Peut-être constaterez-vous ainsi une différence réelle au niveau de votre perte de poids.

Le dîner :

En ce qui concerne le dîner, il s'avère que l'heure de sa prise pour optimiser au mieux l'amaigrissement se situe entre 18h et 18h30… C'est très tôt par rapport aux habitudes des Français, mais il semblerait que cela favorise nettement la perte de poids, en évitant par ailleurs de devoir prendre un goûter copieux afin de tenir jusqu'au repas du soir.

Le problème c'est que nous ne sommes pas forcément rentrés à cette heure-là, et qu'il reste encore bien des choses à faire à la maison avant le moment du dîner (qu'il faut en plus prendre le temps de préparer).

Pour s'approcher au maximum de cette heure recommandée il est préférable de préparer les repas (ou en partie) à l'avance comme le week-end pour gagner du temps.

Mot de la faim !

Le poids est souvent lié aux émotions et à l'histoire de vie, et peut être une carapace ou une protection face au monde extérieur, aux personnes, aux hommes. Une femme ayant subi une agression dans son passé pourra inconsciemment se protéger des hommes en rendant son enveloppe corporelle moins attirante.

Il faut parfois travailler en priorité sur la confiance en soi ou l'estime de soi pour atteindre son objectif et pour pouvoir se libérer de cette carapace et dévoiler la belle personne qui se cache en dessous.

Le poids physique peut également être représentatif des poids psychologiques portés depuis trop longtemps. Le corps et l'esprit sont liés, il faut parfois également travailler sur le lâcher-prise pour s'en débarrasser.

Comme vous l'aurez constaté, le surpoids est un problème multifactoriel, et n'est pas simplement lié à un calcul de calories, d'où l'échec régulier des nombreuses méthodes de régime et d'opérations.

L'accompagnement thérapeutique dans votre démarche est un facteur clé de votre réussite.